DES MALADIES

QUI RÈGNENT LE PLUS SOUVENT

CHEZ LES EUROPÉENS

DANS LA CIRCONSCRIPTION MÉDICALE

DE PENTHIÈVRE (ALGÉRIE)

DES TRAITEMENTS PRÉVENTIF ET CURATIF
QU'IL CONVIENT DE LEUR APPLIQUER

Par le docteur Em. QUANTIN

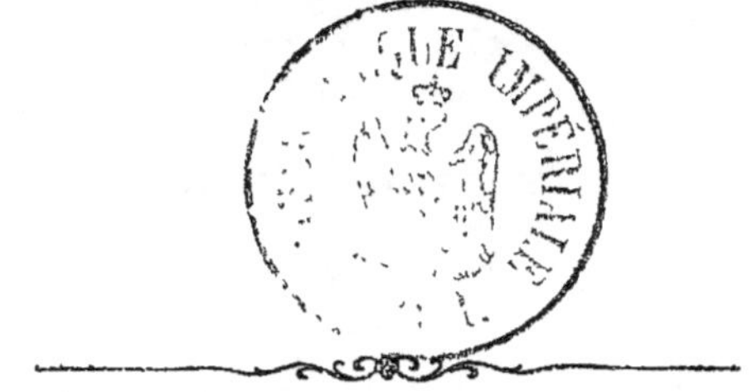

PARIS

IMPRIMERIE A. PILLET FILS AÎNÉ

5, RUE DES GRANDS-AUGUSTINS

—

1866

A Monsieur

DE TOUSTAIN DU MANOIR

Préfet de Constantine

—

HOMMAGE DE L'AUTEUR

Considérations générales. — Population.

Nationalités diverses. — Topographie. — Météorologie.

Nous croyons qu'il n'est pas sans utilité de relater les maladies qui nous ont paru affecter le plus communément les Européens dans notre circonscription médicale ; nous pensons en outre qu'il ne peut être non plus inutile de faire connaître les traitements auxquels'nous avons cru devoir recourir pour combattre ces maladies ; ce sont ces différentes considérations, puisées dans un but d'intérêt public, qui nous ont amené à concevoir et à rédiger le présent mémoire. Puisse notre modeste travail ne pas paraître trop au-dessous de la tâche que nous nous sommes imposée !... Là est notre seul désir, là est notre seule ambition !...

1° *Population et nationalités diverses.*

La circonscription médicale de Penthièvre se compose d'une commune formée de deux villages : Penthièvre, le chef-lieu, et Nechmeya, l'annexe. D'après le dernier recensement, celui du mois de juin 1865, Penthièvre compte 213 habitants, se décomposant de la sorte : Hommes, 76; femmes, 39; garçons, 46; filles, 32; total : 213.

D'après le même recensement, Nechmeya a 178 habitants, qui se répartissent de la manière suivante : Hommes, 40; femmes 39; garçons, 52; filles, 47; total : 178.

La population européenne de la commune entière est par conséquent de 391 habitants. La population indigène est composée d'Arabes, de kabyles et de nègres qui, au nombre de 5 à 6000 environ, habitent dans des gourbis ou sous des tentes dans la campagne dans toute l'étendue du territoire formant la circonscription. Nous n'avons pas à nous en occuper ici et, nous renfermant dans notre programme, nous ne traiterons que des maladies qui règnent le plus communément chez les Européens. Les affections que nous avons remarquées chez les indigènes ont chez eux un tel degré de fréquence et affectent des formes tellement tranchées, tellement invariables, que nous avons jugé leur étude bien digne de faire l'objet d'un

. mémoire à part. Revenons à la population européenne. Voici quelle elle est à Penthièvre : Français, 110 ; Allemands, 71 ; Anglo-Maltais, 17 ; Italiens, 12 ; Espagnols, 3 ; total : 213.

A Nechmeya, il y a : Allemands, 141 ; Français, 29 ; Anglo-Maltais, 8 ; total : 178.

2° *Topographie.*

Situé à 33 kilomètres de Bône et à 31 de Guelma, Penthièvre est placé entre deux côtes, mais empiète sur la côte qu'on trouve a droite en allant de Bône à Guelma. Coupé dans toute sa longueur par la route, qui relie ces deux sous-préfectures, le pays peut être décomposé en *pays haut* et en *pays bas*, donnant la première de ces dénominations à la partie située en haut et à droite de la route en se dirigeant vers Guelma, et réservant la seconde à la partie située en bas et à gauche de la même voie de communication en suivant la même direction. Nous aurons à voir plus loin s'il y a une différence appréciable à noter à ce sujet entre les rapports de causes à effets au point de vue des maladies qui règnent à Penthièvre. La longueur du village, mesurée de la porte de Bône à celle de Guelma, est de 500 mètres et sa largeur de 250. Un ruisseau, contournant la partie basse du pays, représente un cours d'eau assez fort pendant l'hiver, mais qui offre pendant les chaleurs de l'été, sur plusieurs points de son lit, de petits réservoirs d'eau stagnante, sources de miasmes, qui produisent chez les colons un très-grand nombre de fièvres intermittentes. Quatre très-larges fossés défendent le pays et lui donnent la forme d'un parallélogramme presque régulier, quatre portes procurent un accès facile, et enfin chacun des quatre angles du parallélogramme est flanqué d'un bastion. Disons ici que Penthièvre et son annexe jouissent d'une eau abondante et excellente, mieux partagées que d'autres localités voisines qui n'ont que de l'eau médiocre, je dirais plus, mauvaise.

Nechmeya est, comme son chef-lieu, traversé par la même route et coupé en deux parties égales de la même manière. Il a aussi une de ses deux moitiés plus haute que l'autre, mais dans un rapport inverse à Penthièvre, c'est-à-dire que c'est la partie à gauche de la route qui est la plus élevée et bâtie en amphithéâtre, tandis qu'au chef-lieu de la commune c'est la partie située à droite. La longueur du pays est de 400 mètres et sa largeur de 200. Il n'y a ni fossés, ni murs, ni bastions autour de Nechmeya ; les abords en sont par conséquent parfaitement libres. Le pays est à 10 kilomètres de Penthièvre sur la route de Guelma et nous le diviserons également en *haut* et en *bas pays*, le terrain étant mouvementé de la même manière que celui de Penthièvre, quoique en rapport inverse.

3° *Météorologie.*

Comme elle est la même pour les deux pays, ce que nous allons en dire s'appliquera à tous deux. L'hiver ne se fait guère sentir que dans les trois premiers mois de l'année, et encore les colons m'ont toujours dit qu'ils n'avaient jamais vu de neige dans les rues. On ne l'aperçoit que depuis le sommet des montagnes qu'on voit depuis les deux pays, et encore n'y fait-elle qu'une courte apparition. Les froids, sans être excessifs, sont cependant très-pénibles à supporter, d'abord parce que l'air est presque toujours chargé d'humidité et fait donner à ces froids le nom de froids humides, et ensuite parce que les chaleurs excessives qu'on a eues à supporter pendant l'été rendent le tégument externe extrêmement impressionnable et sensible aux moindres variations atmosphériques. Ce premier trimestre est pour ainsi dire la saison des pluies, car elles sont à cette époque tellement fréquentes qu'il pleut presque tous les jours. Les vents ont également une violence telle qu'il suffit quelquefois d'une heure pour que la route couverte de boue devienne nette, sèche et propre. — Les chaleurs se font sentir en avril, mai et juin, mais elles n'atteignent leur degré le plus élevé qu'en juillet, août et septembre, mois pendant lesquels règne le *siroco* dans toute sa force. Octobre, novembre et décembre sont pour nos pays ce qu'est le printemps en France et constituent le climat le plus tempéré et le plus agréable à supporter.

Nous avons dû dire quelques mots préliminaires sur la population, les diverses nationalités, la topographie et la météorologie des pays dont nous voulons étudier les maladies. Ces différentes questions sont trop importantes pour que nous ayons pu les laisser de côté. Nous avons à rechercher à présent quel rôle jouent dans l'étiologie et dans la genèse de ces affections la pluie, les vents, les froids humides, les chaleurs extrêmes, les brusques changements de température, les eaux stagnantes ou non, l'acclimatement des individus, leurs genres de travaux, leur sexe, leur âge, etc., etc.

Cela fait, il s'agira, les maladies les plus communes ici étant bien reconnues, de voir quel est le traitement curatif qu'il convient de leur appliquer. Il n'est pas enfin jusqu'au traitement préventif qui ne mérite de notre part un sérieux examen, car il nous semble bien plus méritoire de la part du médecin de guérir une maladie menaçante ou tout au moins de l'arrêter à son début. Et d'ailleurs le poëte latin ne l'a-t-il pas dit bien avant nous?

> « Principiis obsta, sero medicina paratur,
> « Cum mala per longas evoluere moras. »

Arrivé au cœur de notre sujet, nous diviserons en quatre grandes classes les maladies desquelles nous avons entrepris l'étude : 1° Fièvres intermittentes; 2° maladies des voies respiratoires; 3° maladies des voies digestives; 4° maladies des yeux.

1° FIÈVRES INTERMITTENTES.

C'est pendant les grandes chaleurs et plus particulièrement pendant les mois de juin, juillet, août et septembre qu'on voit le plus grand nombre de fièvres intermittentes, affectant pour la plupart le type quotidien ou le type tierce. Pour le type quarte, je l'ai assez rarement observé. Quel que soit du reste le type de ces fièvres intermittentes, il y a toujours des prodromes constitués par de la céphalalgie, de la somnolence et du brisement dans les articulations. C'est là le cas de prendre du sulfate de quinine à doses fractionnées et de ne pas laisser la fièvre s'établir, car alors il est assez souvent difficile de s'en rendre maître sans un long traitement et de grandes quantités du succédané. C'est dans ce cas encore que nous conseillons aux personnes qui sont de temps en temps averties par les prodromes de se fortifier par le vin de quinquina, les toniques et les ferrugineux pour se mettre en mesure d'offrir une certaine force de résistance à l'influence miasmatique alors qu'elle se fera sentir de nouveau.

Les petits réservoirs d'eau stagnante et croupie, situés trop près de Penthièvre et de Nechmeya dans leur partie basse et contenant des détritus végétaux formés principalement par des feuilles de lauriers-roses, nous semblent avoir la plus grande part dans la production de ces fièvres intermittentes. Les grandes chaleurs et la saison d'automne, dans sa première moitié du moins, nous paraissent également apporter leur contingent à l'étiologie de ces mêmes affections. Un petit canal, creusé dans le ruisseau, où se trouvent de distance en distance ces petits amas d'eaux stagnantes, ferait cesser cette stagnation en donnant à ces eaux un écoulement libre et continu. On pourrait encore, et cela ne coûterait à peu près rien, faire quelques percées, quelques trouées à ces réservoirs pour que les eaux pussent se répandre, être aussitôt bues par le terrain sablonneux qui leur sert de lit et ne plus constituer autant de petits lacs partiels, plus ou moins distants les uns des autres.

Enfin, et en troisième lieu, ne pourrait-on pas faire servir ces eaux, au moyen de petits canaux, de petites sangsues, à l'irrigation des terres des colons? C'est à l'autorité compétente, toujours si désireuse de procurer le bien-être et l'aisance à ses administrés, d'aviser à ce sujet; la question en vaut grandement la peine.

Le traitement curatif est toujours le même ici : parmi tous les fébrifuges connus, le sulfate de quinine règne en maître et est le seul employé. Presque jamais je ne l'ai vu échouer. J'ai toujours soin quand la fièvre, quotidienne ou tierce, tierce ou quarte, se complique d'embarras gastrique, ce qui est on ne peut plus fréquent, de faire précéder par un émétique l'administration du fébrifuge. Si les évacuations alvines sont rares et constituées par des fèces dures et infectes, je prescris, ainsi que le recommande M. Grisolle dans son *Traité élémentaire de pathologie interne*, un sel magnésien, soit du citrate, soit du sulfate. Dans les cas d'irritation gastro-intestinale, je remplace le sel magnésien par l'huile de ricin.

Je n'ai eu qu'un sujet offrant la complication inflammatoire qui exige la saignée. C'est un jeune homme de Nechmeya, nommé Schæfner, agé de 22 ans, d'origine allemande et d'un tempérament extrèmement sanguin. J'ai dû chez lui ouvrir largement la veine à deux fois différentes et à plusieurs mois de distance l'une de l'autre. Une fois maître des complications, soit bilieuse, soit inflammatoire, je prescris, à l'exemple de Sydenham, un gramme de quinine à prendre en deux, ou trois, ou quatre doses, selon l'âge et la force du malade et en commençant deux ou trois heures après la cessation du dernier accès. Je ne connais qu'un cas où la quinine ne peut-être supportée par la bouche. Ce cas se présente chez une petite fille de Penthièvre, Marie For..., âgée de 13 ans, aussi la lui administre-t-on en lavements à l'aide d'une petite seringue à injecter les oreilles. Quant à l'application sur la peau dénudée, je n'ai pas osé la conseiller, à cause des ulcérations gangréneuses qui sont à craindre, pendant les fortes chaleurs surtout. Tout ce que je viens de dire s'applique aux fièvres intermittentes simples ; je dois avouer que, à ma vive satisfaction, depuis un an que j'exerce ici, je n'ai eu à traiter aucun cas de fièvre intermittente pernicieuse.

J'aime à croire qu'il en sera toujours de même. Si malheureusement il en était autrement, c'est alors seulement que j'oserais, ainsi que le faisait Torti, donner en une seule fois la dose de quinine que j'ai indiquée plus haut. Un seul accès pouvant emporter le malade, cette manière d'agir nous semblerait parfaitement justifiée.

Pour les deux villages, les cas de fièvre intermittente m'ont paru plus nombreux dans les *bas pays*. Quant aux âges, aux sexes, aux nationalités, je n'ai rien trouvé de particulier à noter. Je n'en dirai pas autant des tempéraments. Les gens à tempérament lymphatique ou bilieux sont plutôt et plus souvent frappés que les gens à tempérament sanguin. Voilà qui vient à l'appui de ce que j'ai dit plus haut : à savoir, que je n'ai eu à traiter qu'un seul cas offrant la complication inflammatoire. Il est facile de comprendre que les personnes lymphatiques, délicates, faibles offrent moins de résistance que les autres aux influences des effluves marécageux. Les fiévreux sont plus nombreux chez les gens adonnés aux travaux des champs, tels que les colons, que chez ceux à professions sédentaires, tels que les maîtres d'hôtel, cafetiers, débitants, épiciers, etc... Si les premiers sont plus souvent atteints que les seconds, c'est, à notre avis, parce qu'ils sont plus souvent exposés au miasme paludéen. Pour les saisons, on peut dire, comme partout ailleurs, c'est l'automne qui est la saison des fièvres. Pendant l'été, on en remarque aussi un très-grand nombre, mais moins toutefois. Quant à l'hiver et au printemps, à part quelques fiévreux, il y a peu de malades. Avant de terminer ce qui a trait aux fièvres intermittentes, nous voulons parler du traitement prophylactique. Il consiste dans l'administration du quinquina à haute dose, dans le but d'augmenter la résistance vitale. C'est ici le cas de rappeler ce que nous disions, dans le n° 8 du 15 mars 1862 de *la Médecine contemporaine*, de la résistance vitale et du mode d'action du quinquina à haute dose. Voici une partie de l'article, sa longueur nous empêchant de le reproduire *in extenso* : — « La résistance vitale, cette force qui nous met en état de résister aux causes des maladies, est produite par le système nerveux du grand sympathique. Plus donc ce système nerveux du grand sympathique aura de force, plus cette résistance vitale aura d'effet. Le quinquina a le pouvoir d'augmenter directement les forces radicales du principe vital, c'est-à-dire, en d'autres termes, la résistance vitale elle-même, alors que ces forces radicales du principe vital ont été amoindries, diminuées. Ces mêmes forces radicales pouvant être attaquées directement, détruites même, par les poisons par exemple, pourquoi ne pourraient-elles pas de même être relevées, augmentées directement aussi par le quinquina à haute dose? N'est-ce pas du reste ainsi qu'on agit quand on ordonne aux chlorotiques la poudre et le vin de quinquina? N'y a-t il donc pas aussi chez les chlorotiques une résistance vitale appauvrie, en vertu de laquelle ils résisteraient moins bien, en temps de maladies régnantes, aux causes morbides que des sujets qui ne seraient pas chlorotiques? N'y a-t-il donc pas chez ces mêmes malades un appauvrissement du sang à réparer, un affaiblissement général à relever? Et, quand dans les accès fébriles intermittents nous administrons le quinquina pendant l'apyrexie, que faisons-nous? Nous rendons avec le quinquina à la résistance vitale de l'économie affaiblie périodiquement sa *stabilité d'energie.*

Nous bornons ici notre citation et nous résumons dans les quelques lignes suivantes, empruntées au *Traité de thérapeutique et de matière médicale* de MM. Trousseau et Pidoux : « L'expérience a prouvé qu'on vivait jusqu'à un certain point impunément dans un pays marécageux où les fièvres intermittentes règnent endémiquement, si on a soin de prendre régulièrement du quinquina à titre prophylactique. »

2° MALADIES DES VOIES RESPIRATOIRES.

Je passerai très-légèrement sur les maladies des voies respiratoires, parce qu'elles sont ici ce qu'elles sont partout et n'offrent rien de particulier. J'ai dû toutefois les ranger dans un chapitre spécial et leur consacrer une place à part, vu leur extrême degré de fréquence, fréquence expliquée suffisamment par les brusques changements de température. Pendant la saison des pluies. les gens qui travaillent sur la route ou dans les champs sont, étant en sueur, surpris par la pluie. Ils se mettent imprudemment à l'abri sous un olivier ou sous un pont et y contractent soit un rhume, soit une fluxion de poitrine. Je citerai, entre beaucoup d'autres, à l'appui de ce fait, et pour exemple : un colon et un cantonnier de Penthièvre qui ont ensemble contracté une fluxion de poitrine de cette manière. Le colon, nommé Armand Werley, âgé de vingt-huit ans, étant en pleine convalescence et menant boire ses chevaux à cinq heures du matin à l'abreuvoir, a eu l'inconcevable imprudence de se mettre la tête nue sous le robinet de la fontaine. Une rechute s'est immédiatement déclarée et ce colon, qui n'avait pas encore repris complétement ses forces, n'a pas pu la supporter et a succombé. Son camarade, le cantonnier, Emmanuel Gago, ancien lieutenant de Don Carlos, a parfaitement guéri. Je n'ai pas à décrire ici la marche de la maladie, pas plus pour eux que pour les autres personnes atteintes, puisqu'elle n'a rien offert de particulier à noter. Le tartre stibié à haute dose, d'après la méthode de Rasori, et les vésicatoires. ont toujours fait tous les frais du traitement.

Quant aux simples rhumes, il est rare que nous soyons obligé de recourir à un traitement bien actif. Les pâtes pectorales, la gomme en sirop ou en larmes, les potions expectorantes, deux emplâtres de diachylon appliqués chauds derrière les omoplates, quelquefois, mais asséz rarément, déux vésicatoirés volants aux mêmes endroits, voilà en pareil cas tout notre arsenal thérapeutique. Est-ce bien la peine de dire ici quel doit être le traitement préventif? On le connaît suffisamment. Il suffit de changer de linge lorsqu'il est mouillé par la sueur, de porter de la flanelle, de se tenir toujours les pieds chauds et enfin de prendre plus de précautions pendant les brusques variations de température en ayant soin de rester chez soi quand il fait ou trop chaud ou trop humide.

Pour les tuberculeux, ils ne me paraissent pas plus nombreux ici qu'ailleurs; il n'en est mort que deux à ma connaissance depuis que j'exerce dans ma circonscription; l'un, nommé Bergasse, sous-chef de musique dans un régiment de ligne, est allé s'éteindre à Bône, en mars dernier, âgé de 31 ans et arrivé au dernier degré d'une phthisie pulmonaire contractée en France; l'autre, d'origine allemande, fille de colons habitant Nechmeya et nommée Eve Moriot, est morte le dimanche 3 septembre, au dernier degré également de la phthisie pulmonaire. Comme dans l'exemple précédent, j'ai tout lieu de croire que cette malade était arrivée phthisique à Nechmeya.

Tout ce que j'ai dit jusqu'à présent se rapporte aussi bien à Penthièvre qu'à Nechmeya; j'en ferai de même pour les deux autres classes de maladies, quitte à signaler, ainsi que je l'ai fait jusqu'ici, les cas particuliers que je rencontrerai dans tel ou tel des deux pays.

<h3 style="text-align:center">3° MALADIES DES VOIES DIGESTIVES.</h3>

Nous nous étendrons plus longuement sur les maladies des voies digestives, parce qu'elles sont spéciales aux pays chauds et qu'elles y ont de tout temps pris droit de cité. Nous les rangerons sous les quatre chefs suivants : 1° *Embarras gastrique;* — 2° *Embarras intestinal;* — 3° *Diarrhée intestinale;* — 4° *Dyssenterie.*

1° *Embarras gastrique.* L'embarras gastrique est ici on ne peut plus commun, surtout pendant les chaleurs. Autrefois, pour vider l'estomac, je recourais toujours à la formule suivante de mon très-regretté maître, le docteur Legroux, professeur agrégé de la Faculté de médecine de Paris et médecin de l'Hôtel-Dieu :

Emétique	0,05
Ipéca pulvérisé	2
Sirop d'ipéca	30

J'ai depuis longtemps renoncé à cette préparation, qui constitue un sirop très-épais, horriblement mauvais à boire et d'une vue et d'une odeur tellement repoussantes et désagréables que la plupart du temps les malades refusent de la prendre. J'ai recours aujourd'hui ou à l'émétique ou à l'ipéca, mais sans les associer. Je donne de 1 à 2 grammes d'ipéca en poudre si je ne veux pas purger en même temps que faire vomir. Dans le cas contraire, j'administre l'émétique dans une verrée d'eau tiède à la dose de 5, 10, 15 centigrammes, selon l'âge et la force du malade. Assez souvent j'ai dû, vu la grande ressemblance de la fièvre typhoïde et de l'embarras gastrique à leur début, me poser un gros point d'interrogation. Si en effet on a affaire à un embarras gastrique, le malade entre, après le vomitif, immédiatement en convalescence. S'il s'agit au contraire d'une fièvre typhoïde, la maladie continue sa marche. Je ne m'occuperai pas des symptômes de cette légère affection, pas plus que de son diagnostic et de son pronostic, n'ayant pas la prétention de faire ici, pour le moment du moins, un traité de pathologie médicale algérienne ; je n'ai voulu, je le répète une dernière fois pour toutes, que dire quelques mots des maladies qui règnent le plus communément parmi les Européens de ma circonscription médicale et des traitements auxquels j'ai cru devoir recourir.

2° *Embarras intestinal.* L'embarras intestinal coïncide fréquemment avec l'embarras gastrique et fréquemment aussi il revêt la forme typhoïde. Des matières dures et échauffées, renfermées dans l'intestin, occasionnent le ballonnement du ventre, du météorisme et de la sonorité, et produisent en outre soit de la constipation, soit une diarrhée d'un jaune noirâtre qui, sans sa coloration et son odeur infecte, pourrait en imposer pour une dyssenterie. Toujours l'aspect des matières fécales, de l'urine rare, jaune et huileuse, de la coloration jaune sale de la peau, de l'état saburral de la langue m'ont mis sur la voie. Même étiologie que pour l'embarras gastrique. Les brusques variations de température, l'ingestion de boissons froides, le corps étant en sueur, ou d'aliments indigestes ou de fruits insuffisamment mûrs, voilà quelles sont la plupart du temps les causes de la maladie. Quel traitement opposer à cette affection ? Une nourriture légère, délicate et choisie ; presque la diète, des lavements d'eau de son, des boissons tempérantes et légèrement diurétiques, enfin des purgatifs huileux et doux. En raison de l'état d'irritation du tube digestif, j'emploie exclusivement l'huile de ricin, administrée en une fois, de 15 à 60 grammes, dans du bouillon gras ou dans du bouillon aux herbes. Un seul laxatif ne suffit pas ; il faut, selon le besoin, y revenir plusieurs fois, de deux en deux jours ou de trois en trois jours. La dureté et les aspérités des matières sont quelquefois telles qu'elles provoquent chez le malade une contraction spasmodique et nerveuse du sphincter de l'anus. Comme cette contraction est extrêmement douloureuse, je fais, pour provoquer plus facilement l'expulsion des fèces durcies, verser dans le bassin une ou deux verrées d'eau presque bouillante. Les vapeurs de cette eau distendent et relâchent le sphincter et produisent le résultat désiré.

3° et 4° *Diarrhée intestinale et dyssenterie.* Examinées à un point de vue général, ces deux affections peuvent à la rigueur être rangées sous le même chef, car leur traitement est le même et elles ne sont guère que des degrés différents d'une même maladie. La diarrhée intestinale catarrhale ne se différencie en effet de l'entérite que par l'absence de douleur et de fièvre ; c'est une entérite réduite à sa forme la plus bénigne, à son expression la plus simple. La dyssenterie de son côté n'est qu'une variété d'entérite ; c'est une entéro-colite qui, en raison de sa nature spécifique et de ses symptômes spéciaux, a reçu un nom à part.

La diarrhée catarrhale de l'intestin, affection simple, sans gravité, ne présente ni douleur, ni fièvre, ni troubles dans les fonctions de l'estomac et dans la nutrition ; c'est un simple flux catarrhal. Tient-elle au froid humide ? J'engage alors les malades à s'entourer le ventre d'une ceinture de laine et à se tenir les pieds chauds. Reconnaît-elle pour cause l'ingestion de fruits n'offrant pas un degré de maturité suffisant ? Je les invite à surveiller leur régime. Si, nonobstant, la diarrhée continue, je prescris un purgatif salin d'abord et le sous-nitrate de bismuth ensuite pendant plusieurs jours et à la dose de 15 à 20 grammes chaque fois à prendre dans une ou deux verrées d'eau froide et sucrée.

La dyssenterie est plus grave, et de beaucoup, certes, que la diarrhée catarrhale. Très-commune ici, elle revêt souvent la forme typhoïde. J'ai le bonheur de n'avoir pas encore rencontré de ces cas graves qu'ont observés en Algérie MM. Cambay et Catteloup ; ces messieurs ont vu des dyssentériques rendre par l'anus des anneaux circulaires formés par des parties de muqueuse intestinale détachée. Il est presque inutile d'ajouter que cette forme si grave se termine à peu près constamment par la mort. Je ne puis dire personnellement quelle est ici la durée de la forme grave de la dyssenterie, ou du moins de cette forme grave dont parlent MM. Cambay et Catteloup, puisque je ne l'ai pas observée ; pour celles que j'ai eu à traiter, la durée a été tellement variable que je n'oserais poser aucun chiffre à ce sujet. Je n'ai, bien entendu, pas rencontré non plus de dyssenterie épidémique. Dans les cas isolés de ma pratique, l'opium, administré en pilules sous forme d'extrait gommeux, a toujours constitué, comme remède actif, toute ma thérapeutique. Les boissons mucilagineuses et gommeuses et les cataplasmes émollients et laudanisés appliqués sur le ventre m'ont été d'utiles adjuvants.

4º MALADIES DES YEUX.

De toutes les maladies des yeux nous n'avons à nous occuper que d'une seule, qu'on rencontre presque à chaque pas dans toute l'Algérie. Nous avons cité la *blépharite*, soit *conjonctivale*, soit *ciliaire.* Avant d'étudier ces deux blépharites et de dire le traitement que nous leur opposons, rappelons en quelques lignes l'anatomie de la couche muqueuse des paupières, ou conjonctive palpébrale, qui est le siége de la maladie. C'est une membrane muqueuse qui tapisse la face postérieure des paupières et l'hémisphère antérieur du globe de l'œil. Cette membrane étant supposée partie du bord libre de la paupière supérieure, recouvre toute l'épaisseur de ce bord libre, revêt la face postérieure du cartilage tarse, se rend sous l'arcade orbitaire, se réfléchit sur la partie antérieure du globe de l'œil, adhère à la sclérotique, se réfléchit sur la face postérieure de la paupière inférieure, revêt son cartilage tarse, puis son bord libre et se continue avec la peau. En dedans du globe de l'œil, la conjonctive forme un petit repli semi-lunaire nommé *membrane clignotante*, qui est le vestige de la troisième paupière des animaux. En dehors, la conjonctive s'enfonce profondément entre les paupières et le globe de l'œil pour former un cul-de-sac très-remarquable. Au niveau des tubercules lacrymaux, la conjonctive pénètre dans les points lacrymaux pour aller tapisser les voies lacrymales et se continuer par leur intermédiaire avec la pituitaire :

Deux portions dans la conjonctive : conjonctive palpébrale, conjonctive oculaire ; — conjonctive scléroticale, conjonctive cornéenne.

L'anatomie de la conjonctive étant rappelée, passons à l'étude des deux blépharites :

La blépharite est, (comme son nom l'indique, βλεφαρος paupière, terminaison *ite* inflammation), l'inflammation des paupières. Abordons l'étude de la *blépharite conjonctivale* et nous terminerons par celle de la *blépharite ciliaire*. La *blépharite conjonctivale* ou mieux *conjonctivite palpébrale*, ou mieux encore *conjonctivite granuleuse*, est celle qui a son siége sur la conjonctive et tapisse la face interne des paupières.

Pour la bien voir, il faut renverser les paupières de manière à mettre à nu et en dehors la conjonctive enflammée. On aperçoit alors de petites granulations rouges qui, par leur frottement contre l'œil, irritent la conjonctive et le globe oculaire lui-même. Le malade a la sensation de grains de poussière placés entre le globe de l'œil et la paupière. Si je suis appelé au début de la maladie, qu'il y ait une vive réaction inflammatoire et que le sujet soit tant soit peu sanguin, je commence par pratiquer la phlébotomie. J'ordonne en même temps, comme moyen direct, de fréquentes lotions avec l'eau de Goulard, et, comme moyens indirects, des pédiluves, des sinapismes aux mollets et des dérivatifs sur le tube digestif, répétés de deux en deux jours ou de trois en trois jours. A un degré plus avancé, je remplace l'eau de Goulard par un collyre au sulfate de zinc ou au sulfate de cuivre, et à un degré plus avancé encore j'emploie le collyre au nitrate d'argent au trentième. Dans quelques cas rares, je promène légèrement sur les granulations un crayon de nitrate d'argent, mais je pratique le plus souvent cette opération avec un crayon de sulfate de cuivre, dont l'action moins douloureuse est moins forte, mais l'est cependant encore assez. Enfin j'ai dans deux cas essayé avec mon urine le fameux *collyre urineux* du docteur Barrago. Il en est résulté dans les deux cas une douleur tellement vive et une surexcitation nerveuse tellement forte que j'ai dû renoncer à l'emploi de ce moyen. Je me suis donc hâté de revenir à la médication que j'ai formulée plus haut et de laquelle je me suis d'ailleurs toujours bien trouvé. Prônée du reste par son collègue et ami M. Baroffin, la découverte du Dr Barrago avait, il y a deux ans, lors de son apparition, trouvé dans MM. Cannas et Coletti deux ardents adversaires.

La *blépharite ciliaire* est, elle, caractérisée par l'inflammation de la conjonctive qui tapisse le bord libre des paupières. Elle constitue l'incommodité nommée vulgairement *chassie*, incommodité dont était affligé le poëte latin Horace. Les follicules de Meibomius sécrètent une certaine quantité de liquide qu'excrétent et conduisent jusqu'à la base des cils de très-petits conduits excréteurs et tortueux. Or, enflammés, ces follicules de Meibonius sécrètent une bien plus grande quantité de liquide qu'à l'état normal, et c'est cette hypersécrétion qui, en arrivant ainsi aux cils, constitue la maladie nommée *blépharite ciliaire* et par suite l'incommodité nommée *chassie*. Cette maladie est très-rebelle aux différents modes de traitement. Celui que j'emploie exclusivement consiste à passer fortement et à plusieurs reprises sur le bord libre des paupières un crayon de nitrate d'argent.

(Ce mémoire est extrait du journal *La Médecine contemporaine*, numéros des 1er-15 avril et 1er mai 1866.)